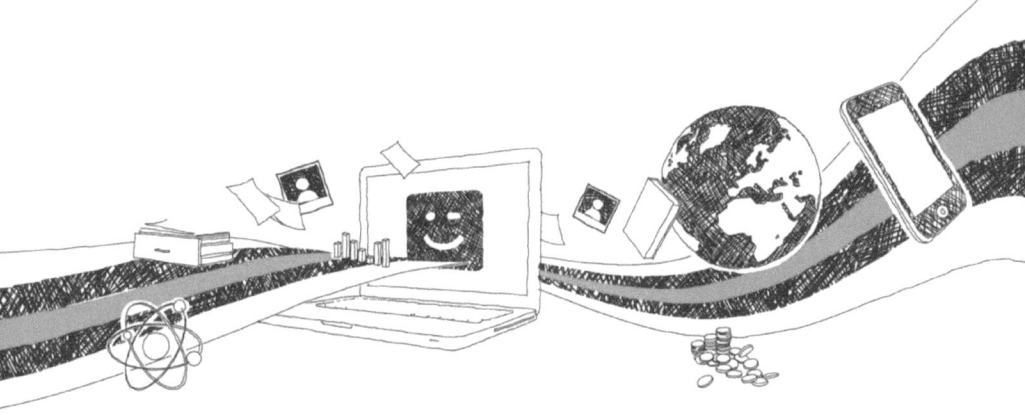

Bibliografische Information der Deutschen Nationalbibliothek:

Die Deutsche Bibliothek verzeichnet diese Publikation in der Deutschen National-
bibliografie; detaillierte bibliografische Daten sind im Internet über http://dnb.d-
nb.de/ abrufbar.

Impressum:

Copyright © 2008 GRIN Verlag, Open Publishing GmbH
Druck und Bindung: Books on Demand GmbH, Norderstedt Germany
ISBN: 9783640440849

Dieses Buch bei GRIN:

http://www.grin.com/de/e-book/136861/transfer-von-antikoerper-praeparaten

Andreas Kerschbaumer

Transfer von Antikörper-Präparaten

Allgemeine Betrachtungen im Rahmen einer Vorprojektphase

GRIN Verlag

GRIN - Your knowledge has value

Der GRIN Verlag publiziert seit 1998 wissenschaftliche Arbeiten von Studenten, Hochschullehrern und anderen Akademikern als eBook und gedrucktes Buch. Die Verlagswebsite www.grin.com ist die ideale Plattform zur Veröffentlichung von Hausarbeiten, Abschlussarbeiten, wissenschaftlichen Aufsätzen, Dissertationen und Fachbüchern.

Besuchen Sie uns im Internet:

http://www.grin.com/

http://www.facebook.com/grincom

http://www.twitter.com/grin_com

Bachelor-Arbeit

Transfer von Antikörper-Präparaten

Allgemeine Betrachtungen im Rahmen einer Vorprojektphase

ausgeführt am Fachhochschul-Studiengang
Innovationsmanagement

im Rahmen der Lehrveranstaltung

Aktuelle Schrittmacher- und Schlüsseltechnologien

SS 08
4. Semester

Graz, 25.April 2008

Zusammenfassung

Als Vorbereitung für eine potentielle Produktübernahme durch einen Lohnabfüller wird eine Einführung in das Thema pharmazeutische Verarbeitung von Antikörpern gegeben. Diese allgemeinen Betrachtungen sollen in der Vorprojektsphase als Diskussionsgrundlage für konkrete Transfers dienen. In dieser Arbeit wird auf die Struktur und Funktionsweise von Antikörpern eingegangen, um daraus auf mögliche Risiken bei einem Produkttransfer schließen zu können. Es werden verschiedene gängige Primärpackmittel vorgestellt und hinsichtlich des Produkttransfers sowohl formale Aspekte als auch den Transport betreffende Risiken erörtert. Unterschiedliche Varianten der Produkteinbringung in den aseptischen Abfüllbereich sowie qualitäts-beeinflussende Prozessschritte, wie Begasung und Evakuierung der Gebinde, und produktberührende Komponenten im Rahmen der Abfüllung werden beschrieben.

Abstract

An introduction into the topic of pharmaceutical processing of antibodies is given as a preparation for a product transfer from the marketing authorisation holder to a contract manufacturer. These general observations are used as basis for discussions in the first stage of the transfer project. The structure and working mechanism of antibodies are described in this thesis to gather possible risks from their properties. Several kinds of common primary packaging are presented and formal aspects as well as risks related to the product transport are discussed. Different techniques of product introduction into the aseptic filling area are described. Quality influencing steps (e.g. vacuum and inert gassing) and components which are in contact with the solution are gauged according to adverse effects to the product.

Inhaltsverzeichnis

Abbildungsverzeichnis

Abkürzungsverzeichnis

CIP &SIP	Cleaning in Place & Sterilisation in Place
COC	Cycloolefin-Copolymere
e-beam	electron-beam, Elektronenstrahlung zur Sterilisierung von Oberflächen
EDTA	Ethylendiamintetraessigsäure
EVOH	Ethylen-Vinyl-Alkohol-Copolymer
F_{ab} Teil	antigenbindendes Fragment
F_c-Teil	kristallisierbares Fragment
H_2O_2	Wasserstoffperoxid
IgG	Immunglobulin G
kDa	Kilo-Dalton, nicht SI-konforme Masseeinheit, die vor allem in der Biochemie verwendet wird
PET	Polyethylentherephthalat
pH-Wert	potentia Hydrogenii, Maß für die saure oder basische Wirkung einer Substanz in wässriger Lösung
PP	Polypropylen
PVC	Polyvinylchlorid
PVdC	Polyvinylidenchlorid
(c)RABS	(closed) Restricted Access Barrier System
SI	Internationales Einheitensystem (Système International d'Unités)
T-Zellen	Für das Immunsystem wichtige Untergruppe der weißen Blutkörperchen, die im Thymus (deshalb T-Zellen) ausreifen
USPC	United States Pharmacopeial Convention

1. Einführung

Antikörper (Immunglobuline) stehen in der Medizin in den letzten Jahren wieder hoch im Kurs. Immunglobuline sind große Biomoleküle, die hochspezifisch an Oberflächen von körperfremden Strukturen binden können und damit anderen Zellen des Immunsystems ermöglichen, diese Fremdkörper anzugreifen und unschädlich zu machen.

Nicht immer verarbeitet ein Zulassungsinhaber eines pharmazeutischen Produktes dieses bis zur Endkonfektionierung selbst. Oft werden Produkte auf Grund produktionstechnischer und/oder ökonomischer Aspekte entweder gesamt oder auch als Halbfertigwaren im Auftrag des Zulassungsinhabers von anderen pharmazeutischen Unternehmen hergestellt bzw. weiterverarbeitet.

In dieser Bachelorarbeit werden allgemeine Überlegungen zum Transfer von (monoklonalen) Antikörpern vom biotechnologischen Produzenten zum Lohnabfüller in entsprechenden Primärpackmitteln und Konfektionierungen angestellt. Ziel ist es einen Überblick zu erhalten, um mit diesen Erkenntnissen in eine konkrete Machbarkeitsstudie gehen zu können.

Zu Beginn wird auf die Struktur von Antikörpern eingegangen, weil das Wissen über den Aufbau von Antikörpern und deren Wirkmechanismen eine Voraussetzung für die Beurteilung von potentiellen Schwierigkeiten bei der Verarbeitung von Antikörperpräparaten darstellt. In weiterer Folge werden potentielle Forderungen des Zulassungsinhabers an einen Lohnhersteller sowie mögliche formale und technische Risiken, die bei einem solchen Produkttransfer auftreten können, erörtert. Es ist nicht Ziel dieser Arbeit, Überlegungen hinsichtlich der ökonomischen Bedeutsamkeit einer Produktübernahme anzustellen.

1.1. Antikörper

Antikörper, auch Immunglobuline genannt, werden von Wirbeltieren als spezifische Abwehrproteine gegen körperfremde Makromoleküle, die sogenannten Antigene, gebildet.
Das Fremdmolekül bindet an Immunozyten und regt diese zu Wachstum und Zellteilung an, so dass viele Klone dieser einen Art von Immunozyten entstehen. Jede dieser Zellen produziert nun das entsprechende Immunglobulin, welches am Antigen bindet und dadurch der sogenannte Antigen-Antikörper-Komplex gebildet wird. Durch die Bindung des Fremdmoleküls am Antikörper wird dieses biologisch inaktiviert. Diese Reaktion ist sowohl hochempfindlich als auch sehr spezifisch. Das Immunsystem eines Menschen kann Millionen unterschiedlicher Antikörper produzieren.[1]

1.1.1. Struktur von Antikörpern

Antikörper sind langkettige Verbindungen aus Aminosäuren, gehören trotz ihrer großen Heterogenität zu einer gemeinsamen Proteinfamilie und weisen β-Faltblattstruktur auf.
Immunglobuline bestehen aus zwei kurzen und zwei langen Peptidketten, die durch Disulfidbindungen miteinander verbunden sind. Die kurzen Ketten werden als L-Ketten (light chains) und analog dazu die langen als H-Ketten (heavy chains) bezeichnet. Innerhalb eines Antikörpers sind sowohl die einzelnen H-Ketten als auch die L-Ketten identisch (siehe Abb. 1).

---

[1] Vgl.: Lehninger, Albert L. (1985): Grundkurs Biochemie. 2. verbesserte Auflage. Berlin / New York: de Gruyter. S. 485-486.

2

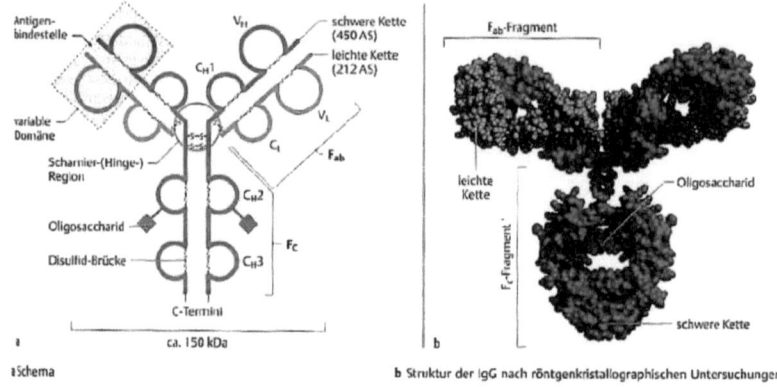

Abb.1: Struktur eines Immunglobulins am Beispiel Immunglobulin G (IgG)[2]

Die Zugehörigkeit eines Antikörpers zu einer der neun definierten Klassen und deren Subtypen wird durch die H-Ketten bestimmt. L-Ketten hingegen werden als κ- oder λ- Typen unterschieden. Den größten Anteil an Antikörpern stellt die Klasse der IgG dar. Ein IgG-Molekül besteht aus vier Polypeptidketten, mit einer molekularen Masse von ca. 150kDa und hat eine Y-förmige Struktur. Die beiden oberen Enden des Moleküls stellen die Antigenbindungsstellen dar. Die sogenannte Schanierregion, durch die die oberen Schenkel des Immunglobulinmoleküls mit dem unteren Teil verbunden sind kann leicht hydrolisiert werden. Im Labor werden zur beabsichtigten Hydrolyse spezifische Proteasen, entweder Pepsin oder Papain, eingesetzt. Je nach verwendeter Protease wird das Immunglobulin an unterschiedlicher Stelle gespalten (siehe Abb. 2).[3]

[2] Vgl.: Rassow, Joachim / Hauser, Karin / Netzker, Roland / Deutzmann, Rainer (2006): Biochemie. Reihenherausgeber Bob, Alexander / Bob, Konstantin. Stuttgart: Thieme. S. 703.

[3] Vgl.: Rassow et al. (2006): Biochemie. S.701 -703.

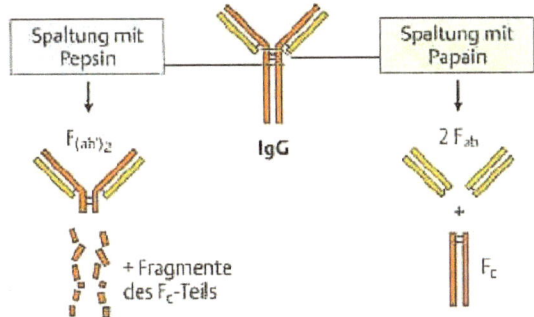

Abb. 2: Enzymatische Spaltung von IgG durch Pepsin bzw. Papain[4]

1.1.2. Funktionsweise von Antikörpern

Allgemein macht man sich sowohl bei polyklonalen als auch monoklonalen Antikörpern deren selektive Bindung an ihre Antigene zu Nutze. Reagiert das Immunsystem auf ein Antigen, so entwickeln verschiedene B-Lymphozyten Antikörper, die gegen unterschiedliche Epitope des Antigens aktiv werden. Immunglobuline verschiedener B-Lymphozyten werden als polyklonale Antikörper bezeichnet. Im Gegensatz dazu stammen monoklonale Antikörper von einem einzigen Klon einer sog. Hybridomazelle. Eine weit verbreitete Methode zur Gewinnung von monoklonalen Antikörpern, durch Fusion von B-Zellen mit Myelomzellen, entwickelten 1975 Georges Köhler und César Milstein.[5]

Erste Verwendung fanden polyklonale Antikörpergemische aus dem Serum von Schafen oder Pferden bei der Behandlung von Bissen durch Giftschlangen. Bereits Mitte der 70er Jahre des vergangenen Jahrhunderts gelang es monoklonale Antikörper mit sehr spezifischen Eigenschaften aus Mäusezellen zu gewinnen, allerdings wurden diese Antikörper sehr rasch vom humanen Immunsystem als Fremdproteine erkannt und eliminiert. Erst Mitte der 80er Jahre konnten monoklonale Maus-Antikörper mit humanen Antikörpern kombiniert werden. In diesen sogenannten humanisierten Antikörpern konnte der Anteil an Mausprotein soweit reduziert werden, dass eine ausreichend lange aktive

---

[4] Vgl.: Rassow et al. (2006): Biochemie. S.704.

[5] Vgl.: Rassow et al. (2006): Biochemie. S.704.

Verweilzeit im menschlichen Körper gewährleistet ist, um eine entsprechende therapeutische Wirkung entwickeln zu können.

Derzeit befinden sich zahlreiche Präparate, sowohl mit polyklonalen als auch monoklonalen Antikörpern in unterschiedlichen Phasen der pharmazeutischen Entwicklung und klinischen Prüfung. Hauptaugenmerk für den Einsatz von Antikörperpräparaten wird auf die Verhinderung von Abstoßungsreaktionen bei Organtransplantationen, die Bekämpfung verschiedener Tumorzellen und als Medikation gegen Autoimmunerkrankungen gelegt.[6]

Derzeit bereits zugelassene Präparate basieren auf monospezifischen monoklonalen Antikörpern, d.h. die Antikörper stammen aus einem einzigen Zellstamm und beide Bindungsarme der Y-Struktur besitzen die gleiche Spezifität. Im Gegensatz dazu besitzen bispezifische oder trifunktionale Antikörper verschiedene Spezifitäten an den Antigenbindungsstellen.

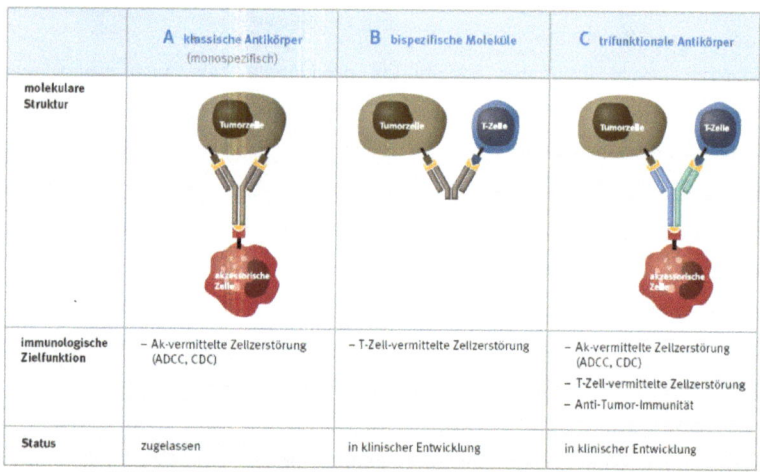

Abb. 3: Antikörperformate für die zielgerichtete Krebstherapie[7]

[6] Vgl.: Klaffke, Oliver: www.interpharma.ch/de/doc/Boom_der_Antikörper_Medikamente.doc. [Stand 31.03.2008].

[7] Vgl.: Fresenius Biotech (2006): Zielgerichtete Tumortherapie mit trifunktionalen Antikörpern. http://www.fresenius.de/internet/fag/de/faginpub.nsf/AttachmentsByTitle/Pressemappe+ASCO+200 7+Hintergrund+Trifunktionaler+Antik%C3%B6rper+d/$FILE/Trifunktionale+Antik%C3%B6rper+Bro sch%C3%BCre_6-07.pdf. [Stand 21.01.2008].

Trifunktionale Antikörper können zusätzlich zu den beiden unterschiedlichen Spezifitäten an den Bindungsarmen am kristallisierbaren Fragment (F_c-Teil) akzessorische Zellen binden, wodurch ein abgestimmter Angriff auf Tumorzellen ermöglicht wird (siehe Abb. 3).

Dadurch, dass neben den T-Zellen über den Fc-Teil des Antikörpers noch akzessorische Zellen wie zum Beispiel Makrophagen an die Tumorzelle gezielt herangebracht werden können, werden bisher unerreichte Immunreaktionen hervorgerufen.[8] Wie in einem Tumormausmodell gezeigt werden konnte, zerstören trifunktionale Antikörper nicht nur den Primärtumor, sondern erzeugen zusätzlich noch eine Immunität gegen den Tumor. Damit ist ein zusätzlicher Schutz vor einem erneuten Ausbruch des Tumors zu einem späteren Zeitpunkt gegeben. [9]

1.1.3. Stabilität von Antikörpern

Proteine allgemein und somit auch Antikörper können in Lösung durch Hydrolyse und Deaminierung zerstört werden. Beide Abbaureaktionen sind vom pH-Wert und der Temperatur des Mediums abhängig. Bereits geringfügige Änderungen dieser Parameter, welche zwar für eine Hydrolyse nicht auszureichend sind, können jedoch Antikörper bereits durch Umfaltungsvorgänge oder Umlagerungen von Molekülgruppen inaktivieren.

Um den pH-Wert von Antikörperlösungen stabil zu halten, werden zum Teil komplexe Puffersysteme eingesetzt. Zumeist basieren diese Puffersysteme auf klassischen Phosphat-, Acetat- oder Citratpuffern. Die optimale Kombination und Konzentration wird in den anfänglichen Entwicklungsphasen des Produktes ermittelt und ist individuell an den Antikörper anzupassen.

---

[8] Vgl.: Heiss, Markus M. (2006): Trifunktionale Antikörper besitzen das Potential eines Tumor-impfstoffes. In: Journal Onkologie. Jahrgang 2006. Heft 04.

[9] Vgl.: Fresenius Biotech (2006): Zielgerichtete Tumortherapie mit trifunktionalen Antikörpern. http://www.fresenius.de/internet/fag/de/faginpub.nsf/AttachmentsByTitle/Pressemappe+ASCO+200 7+Hintergrund+Trifunktionaler+Antik%C3%B6rper+d/$FILE/Trifunktionale+Antik%C3%B6rper+Bro sch%C3%BCre_6-07.pdf. [Stand 21.01.2008].

Zusätzlich zu den verschiedenen Puffersalzen können Antikörperlösungen gegebenenfalls Tenside zur Verbesserung der Löslichkeit des Proteins und Komplexbildner zugesetzt werden. Komplexbildner wie etwa Ethylendiamintetraessigsäure (EDTA) dienen dazu, Spuren von Schwermetallen zu binden und somit eine Inaktivierung des Antikörpers zu verhindern.

Einen zusätzlichen kritischen Parameter hinsichtlich der Transport- und Lagerfähigkeit des Produktes stellt die Oberflächenspannung des Lösungsmittels dar. Proteinlösungen neigen zur Schaumbildung, wenn sie geschüttelt werden. Die negativen Auswirkungen der Schaumbildung ergeben sich aus der starken Erhöhung der Grenzfläche zwischen Lösung und Luft und zeigen sich durch verstärkte Aggregationsvorgänge an diesen Grenzflächen.[10]

In jeder Phase des Produktionsprozesses müssen produktberührende Materialien und Prozessschritte hinsichtlich ihrer Auswirkungen auf das Produkt kritisch hinterfragt werden. Dabei sind die hier angeführten allgemeinen Überlegungen zu Parametern, welche die Qualität von Proteinen beeinflussen, zu berücksichtigen.

2. Formale Vorgaben und Kundenanforderungen

Nach einer ersten Anfrage eines potentiellen Kunden, ob die Abfüllung von Antikörperpräparaten im Lohnauftrag für den Zulassungsinhaber durchgeführt werden kann, gilt es grundlegende Fragestellungen zu bedenken. In dieser Phase muss unter anderem abgeklärt werden, ob das neue Produkt in die Geschäftstrategie des Unternehmens passt, die entsprechenden behördlichen Herstellungsgenehmigungen vorliegen und im Unternehmen die technischen Voraussetzungen grundsätzlich gegeben sind. Auf diese allgemein üblichen Kriterien soll hier nicht weiter eingegangen werden, es wird vorausgesetzt, dass all diese erfüllt sind.

---

[10] Vgl.: Zimmer, Andreas (2003): Galenische Formulierung rekombinanter Wirkstoffe. In: Pharm. Unserer Zeit. 32. Jahrgang 2003. Nr. 5. S. 384-386.

Idealerweise für das abfüllende Unternehmen wird das Antikörperpräparat bis zum letzten Herstellschritt beim Zulassungsinhaber verarbeitet, so dass die transferierte Lösung bereits abfüllfertig ist. Anderenfalls müssen notwendige Aufreinigungsschritte, wie zum Beispiel Aussalzen, Fällungsreaktionen oder chromatographische Auftrennung in enger Zusammenarbeit mit dem Erfinder des Präparates etabliert werden. Erste Gespräche über die Zuständigkeiten der Qualitätskontrolle zwischen Zulassungsinhaber und Lohnabfüller sollten in einer möglichst frühen Phase des Projektes geführt werden. Prinzipiell muss bei der Qualitätskontrolle von Antikörperlösungen zwischen chemisch-physikalischen Qualitätsparametern, wie z.b. pH-Wert, Leitfähigkeit, Abwesenheit von sichtbaren und subvisuellen Partikeln in der Lösung und biochemischen Parametern, als Beispiel sei hier die biologische Aktivität erwähnt, unterschieden werden. Eindeutige Angaben des Zulassungsinhabers über geforderte Analytik, die von Seiten des Abfüllers durchgeführt werden muss, sind für eine erfolgreiche Planung von Nöten. Genaue Prüfpunkte im Rahmen der Wareneingangskontrolle im abfüllenden Unternehmen, gewünschte Inprozesskontrollen und nicht zuletzt Freigabeanalysen, welche in der Verantwortung des Auftragnehmers liegen, müssen festgelegt werden. Ob die Freigabe einer Charge durch die Qualified Person des Abfüllers oder durch jene des Zulassungsinhabers erfolgt, ist eine wichtig Frage, die vor ersten technischen Umsetzungen beantwortet sein soll.

2.1. Dokumente

Gerade in Hinblick auf die komplexe Struktur des Makromoleküls, das ein Antikörper darstellt, ist es für einen Lohnabfüller wichtig, so viel Informationen wie möglich über den Antikörper in den ersten Phasen eines Transferprojektes in Erfahrung zu bringen. Bei zu geringem Wissensstand zum Zeitpunkt der Entscheidungsfindung bezüglich einer Produktübernahme besteht die Gefahr, dass das Projekt im Laufe der Umsetzung doch noch scheitert. Es ist unverzichtbar, nach Abschluss eines Geheimhaltungsabkommens, ein Maximum an Informationen und Dokumenten des Herstellers zu erhalten. Niemand kennt das Produkt besser als der Zulassungsinhaber.

Wichtig sind genaue Daten über die Stabilität des Antikörpers gegenüber Veränderungen von physikalischen Bedingungen wie pH-Wert und Leitfähigkeit der Lösung oder Temperaturschwankungen sowohl während des Transportes als auch im Zuge der Abfüllung. Es gilt Fragen nach dem Schaumverhalten und den Auswirkungen von Scherkräften, denen die Antikörpermoleküle in Pumpen der Abfüllanlage ausgesetzt werden, möglichst im Vorfeld zu diskutieren.

Um böse Überraschungen vermeiden zu können, ist es erstrebenswert neben ersten Stabilitätsdaten, welche für die Zulassung unumgänglich sind, auch Einblick in die Entwicklungsdaten und die Dokumentation von Formulierungsversuchen zu erhalten.[11]

3. Primärpackmittel für Antikörperpräparate

Das Primärpackmittel muss dem pharmazeutischen Produkt einen ausreichenden Schutz gegen negative Einflüsse wie Temperatur, Licht, Sauerstoff, Lösungs-mittelverlust oder mikrobiologische Kontamination über den gesamten Zeitraum der Haltbarkeit bieten. Außerdem ist sicher zu stellen, dass das Primärpackmittel und das pharmazeutische Produkt miteinander kompatibel sind. Speziell bei Antikörpern gilt es Effekte wie Adsorption oder Absorption am Packmittel oder Reaktionen mit extrahierbaren Ionen oder Molekülen zu unterbinden.[12]

Für Antikörperpräparate bieten sich auf Grund der Volumina und in Abhängigkeit von der weiteren Verwendung Ampullen, Vials oder Fertigspritzen an. Auf die unterschiedlichen Packmittelformen wird in den folgenden Unterkapiteln noch weiter eingegangen.

---

[11] Interview: Reichl, Herwig. Geschäftsführer der Hämosan Life Science GmbH. am 19.02.2008.

[12] Vgl.: FDA Guidance of Industry (2002): Container Closure Systems for Packaging Human Drugs and Biologics. S. 7-9.

3.1. Ampullen

Ampullen gelten als sicherste Gefäße für Flüssigkeiten in der Medizin und werden aus durchsichtigem oder braunem Borosilikatglas der Hydrolyseklasse I entweder in geschlossener oder offener Form hergestellt. Offene Ampullen müssen vor der Befüllung noch entsprechend gereinigt werden, dieser Schritt entfällt bei der geschlossenen Form, weil diese Ampullen erst unter entsprechenden Reinraumbedingungen direkt vor der Befüllung aufgeschmolzen werden. Ampullen werden bis zum heutigen Tage zu nahezu 100% mittels Gas-Flamme verschlossen. Mit Hilfe von Propan- oder Erdgasflammen, werden die geschlossenen Ampullen aufgeschmolzen, direkt anschließend gefüllt und wieder mit Gas/Sauerstoffflammen verschlossen, indem der obere Teil der Ampulle rotierend abgehoben wird (siehe Abb. 4).

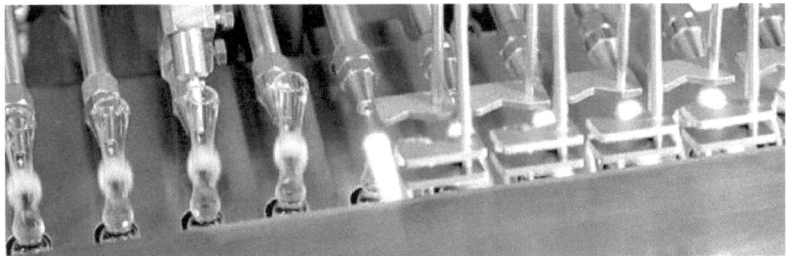

Abb. 4: Verschließen von Ampullen mittels Propangasflammen[13]

Verschließsysteme mit Lasertechnik konnten sich nicht durchsetzen, allerdings ist seit 2004 ein System, welches Ampullen mittels Plasma verschließt, als Alternative zur Gasflamme am Markt. Die Vorteile des Plasmas bestehen darin, dass keine Abgase und Russentwicklung auftreten und höhere Standzeiten der Düsen als bei den Brennersystemen gegeben sind. Nachteile der bewährten Brenner sind sicherlich auch die speziellen Kenntnisse und ein sensibles Fingerspitzengefühl, die zur Justage der Flammen von Nöten sind.[14]

---

[13] Vgl.: Focus on details. http://www.rota.de/deutsch/index.htm. [Stand 11.04.2008].

[14] Vgl.: Interview: Delhey, Ulrich (2005):

http://www.plasmatreat.de/news/04_ampullen_verschliessen.html. [Stand 11.03.2008].

Nachteile von Ampullen sind die relativ aufwändige Handhabung mit einem gewissen Verletzungsrisiko beim Aufbrechen der Ampulle und die notwendige Überfüllung, um die Entnahme des exakten Volumens zu ermöglichen. Bei einer nominalen Füllmenge von 0,8mL muss eine Überfüllung von 0,15 mL erfolgen. Dies entspricht einem Mehrverbrauch an Produkt von 18%. Im Vergleich dazu müssen fertiggefüllte Spritzen nur ca. 1,8% überfüllt werden.[15]

3.2. Vials

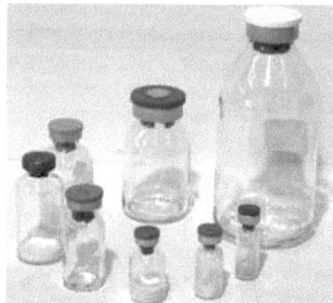

Abb. 5: Verschiedene Vials[16]

Als Vials werden üblicherweise Glasfläschchen mit einem Nennvolumen zwischen 2 und 100 mL bezeichnet (siehe Abb. 5). Im Gegensatz zur Abfüllung in Ampullen können pharmazeutische Produkte in Vials sowohl als Lösung als auch als Lyophilisat verarbeitet werden.

Gleich wie Ampullen, werden Vials ebenfalls aus durchsichtigem oder braunem Borosilikatglas der Hydrolyseklasse I hergestellt, welches eine hohe hydrolytische Resistenz gegenüber den Arzneimittellösungen zeigt. Die Glasoberfläche wird mit einer Ammoniumsulfat-Lösung besprüht und dann einer Temperung bei ca. 600 °C in einem Heißlufttunnel unterzogen. Durch diesen Prozess werden Erdalkali-Ionen

[15] Vgl. Roth, Claudia (2006): Vom Scale-up bis zur Marktware, mit dem richtigen Partner zum Erfolg. Vortrag am BioTOP-Forum.

[16] Vgl.: VacTester XK Vacuum Measurement Systems. http://www.cellon.lu/vactester/vactester.htm [Stand 08.04.2008].

als Oxide aus der Oberfläche entfernt, was eine Erhöhung der hydrolytischen Resistenz zur Folge hat. Teilweise werden auch die Glasoberflächen von Vials silikonisiert, um durch die hydrophobe Oberfläche ein geringeres Restvolumen bei der Entnahme der Lösung zu gewährleisten.

Die Vials werden nach der Befüllung mit Gummistopfen verschlossen und diese durch ein sog. Capsolut, einer Aluminiumkappe mit einem Kunststoffdeckel, gegen Öffnen gesichert. Bei der Klassifizierung der Kautschukformulierungen der Gummistopfen wird zwischen Naturkautschuk, Brombutyl- und Chlorbutyl-kautschuk unterschieden, diese unterschiedlichen Basispolymere zeigen jeweils unterschiedliche Kompatibilität zu den Arzneimitteln.[17]

Um die Maschinengängigkeit der Stopfen zu gewährleisten, das Einsetzen der Stopfen in die Vials zu erleichtern und ein Verklumpen der Stopfen bei der Lagerung zu verhindern, müssen die Stopfen einer Silikonisierung entweder mit Silikonöl oder Silikonemulsion unterzogen werden. Hochviskose Silikonöle zeigen deutliche Vorteile gegenüber niedrigviskosen Ölen oder Emulsionen. So verursachen hochviskose Silikonöle weniger sichtbare und subvisuelle Partikel in den pharmazeutischen Lösungen. Durch die homogenere Silikonisierung werden sowohl die Maschinengängigkeit als auch die Lagerfähigkeit der Stopfen im Bulk im Vergleich zur Behandlung mit niedrigviskosen Ölen oder Silikonemulsionen nochmals verbessert.[18]

---

[17] Vgl.: Alberstetter, Jochen / Roth, Claudia (2003): In: Pharm. Ind. 65 Nr.9a. S.957.

[18] Vgl.: Helvoet Pharma: Siliconization. http://www.helvoetpharma.com/en/?n=3&e=99&s=102 [Stand 31.03.2008].

3.3. Fertigspritzen

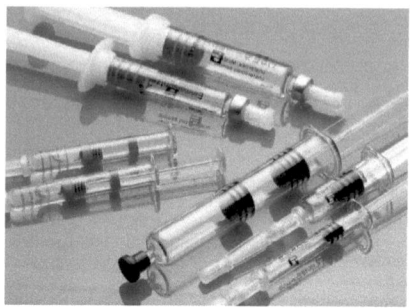

Abb. 6: Unterschiedliche Fertigspritzen[19]

Fertigspritzen (siehe Abb. 6) stellen eine immer stärker werdende Alternative zu den oben genannten Verpackungsvarianten dar. Die Vorteile von Fertigspritzen gegenüber anderen Primärpackmittel sind neben erhöhter Sicherheit für den Patienten und einfacherer Bedienbarkeit für das medizinische Personal auch die optimierte Nutzung des Arzneimittels. Die Sicherheit des Patienten ergibt sich daraus, dass eine geringere Verwechslungsgefahr besteht und das Risiko von Überdosierungen oder Mehrfachverwendungen minimiert wird.

Fertigspritzen werden entweder ebenfalls aus Borosilikatglas der Hydrolyse-klasse I in Größen zwischen 0,5 und 20 mL oder aus Kunststoff in Größen zwischen 0,5 und 50mL angeboten. Bei den Kunststoffen für Spritzen kommen zum Beispiel Polypropylen, Polycarbonate und Polystyrole oder verschiedene Cycloolefin-Copolymere (COC) zum Einsatz. Die COC-Kunststoffe zeichnen sich durch ihr klares durchsichtiges Erscheinungsbild aus.
Nicht zuletzt wegen der Adsorptionsfähigkeit von Proteinen an Kunststoffoberflächen werden die meisten Antikörper in Glasspritzen abgefüllt.

Von der Form der Fertigspritzen wird zwischen Spritzen mit eingeklebter Kanüle, Konusspritzen, die entweder als LuerCone oder als LuerLock ausgeführt sein können, oder Karpulen, einer „Chimäre" aus Spritze und Vial unterschieden.[20]

---

[19] Vgl.: Gerresheimer, Ihr Partner: Pharmaverpackung. PRM_06/2004_214.41. S. 13.

[20] Vgl.: Alberstetter, Jochen et al. Pharm. Ind. 65 Nr.9a. S.959f.

Die bereits im Kapitel 3.2. angesprochene Silikonisierung von Primärpackmitteln spielt bei Fertigspritzen eine noch bedeutendere Rolle. Durch die Silikonisierung wird eine ausreichend geringe Losbrech- bzw. Gleitkraft für die Vorwärtsbewegung der Kolbenstange der Spritze ermöglicht. Um die negativen Einflüsse von Silikonöl auf Moleküle, wie sie bereits einfache Aminosäuren oder eben Makromoleküle wie Antikörper darstellen, so gering wie möglich zu halten, wird die Silikonschicht durch Abstreif- oder Sprühsilikonisierung so dünn wie möglich am Spritzenkörper aufgebracht und anschließend fixiert. Die Fixierung erfolgt durch eine anschließende Wärmebehandlung im Bereich über 280 °C, wobei eine Schicht aus vernetzten linearen oder ringförmigen Siloxanpolymeren entsteht.

Der Kompromiss zwischen spezifizierten Kräften, die zur Bewegung der Kolbenstange nötig sind, und einer ausreichend geringen Belastung des Arzneimittels mit Silikon, ist in der Praxis nicht immer leicht zu finden. Unter Umständen kann hier ein neues Verfahren, welches 2007 zum Patent angemeldet wurde, in Zukunft einen wesentlichen Beitrag zur weiteren Reduktion der Silikonproblematik leisten. Bei diesem Verfahren wird die Oberfläche zuerst einem Argon– oder Stickstoffplasma ausgesetzt, welches die Oberfläche reinigt und die Benetzungsfähigkeit erhöht. In einem weiteren Prozessschritt wird mit einem siliziumhältigen Arbeitsgas (z.B.: Hexamethyldisiloxan, Tetraethoxysilan oder Tetramethylsilan) das beschichtende Plasma erzeugt. Durch Schichtdicken von <100 nm im Vergleich zu 1-50 µm im Falle der Einbrennsilikonisierung wird die Kontamination von Arzneimitteln durch Silikonverbindungen drastisch vermindert[21]. Für diese neue Technologie muss allerdings darauf hingewiesen werden, dass die Patentanmeldung erst im Dezember 2007 erfolgte. Es wird also selbst im optimalen Fall noch einige Zeit verstreichen, bis das Verfahren soweit geprüft ist, um im pharmazeutischen Umfeld zugelassen zu werden.

---

[21] Vgl.: (WO/2007/137890) METHOD AND DEVICE FOR TREATING THE SURFACES OF CONTAINERS AND OBJECTS: http://www.wipo.int/pctdb/fr/ia.jsp?ia=EP2007%2F052886&IA=EP2007%2F052886&DISPLAY=STATUS. [Stand 11.03.2008]

4. Transport

Ein sehr wichtiger Aspekt beim Transfer von Antikörpern vom Hersteller zu einem Lohnabfüller ist sicherlich der Transport. Zum einen muss sichergestellt werden, dass keine negativen physikalischen Einflüsse wie Adsorption am Transportpackmittel oder signifikante Temperaturänderungen während des Transportes die Qualität des Produktes mindern. Zum anderen muss sowohl beim Transport als auch bei der Einbringung in die Abfüllanlage darauf geachtet werden, dass die aseptischen Produkte nicht mikrobiologisch kontaminiert werden.

Im einfachsten Fall kann die Kontrolle der Umgebungsbedingungen beim Transport über einfache Frostampullen, die bei Gefrieren bersten und so das Unterschreiten einer definierten Minimaltemperatur anzeigen, erfolgen. Es gibt allerdings auch mehr oder weniger aufwändige Datenlogger, die neben Temperatur und Luftfeuchtigkeit auch Druck und Beschleunigungskräfte, welche auf die Fracht wirken, aufzeichnen und bei Überschreitung von Warn- und Alarmgrenzen entsprechende Aktionen setzen. Die richtige Auswahl ist individuell an die Anforderungen des Produkts und an die Risiken, die sich aus der Art des Transportes ergeben, anzupassen.[22]

Für den aseptischen Transport von pharmazeutischen Lösungen vom Hersteller zum Abfüller können entweder Transportkessel aus Edelstahl genutzt werden, oder auch „Single-Use"-Systeme aus Kunststoff, die von verschiedenen Herstellern angeboten werden.

---

[22] Vgl.: USPC Official 12/1/07 – 4/30/08: General Chapters: <1118> Monitoring Devices-Time, Temperature and Humidity.

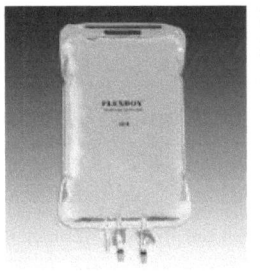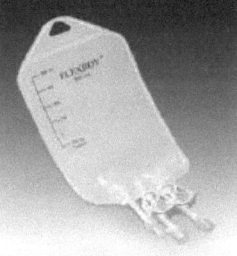

Abb. 7: Flexboy® Standard Bioprocessing Bags[23]

DieseTransfersysteme werden als Beutel in Größen zwischen 50-3000 mL bzw. 5-50L (siehe Abb.7) angeboten und bieten den Vorteil, dass aufwändige „cleaning in place & sterilisation in place"-Prozesse (CIP&SIP- Prozesse), wie sie bei Edelstahlkesseln notwendig sind, entfallen. Die Transportbeutel sind mit Verbindungselementen, wie Septen und LuerLock-Verbindungen ausgestattet, so dass eine einfache Anbindung an die Abfüllanlage möglich ist. Hersteller von solchen Transportbeuteln verfügen über Kombatibilitätsdaten des Beutelmaterials mit einer Vielzahl von biologischen und chemischen Flüssigkeiten, so dass in Zusammenarbeit zwischen dem Lieferanten der Beutel, dem Hersteller des Antikörperpräparates und des Abfüllers die Entscheidung für das geeignete Transportgebinde getroffen werden kann.

Selbstverständlich werden solche „Single-Use"-Systeme auch in Dimensionen von 100-500L bzw. 1000L (siehe Abb. 8) angeboten.

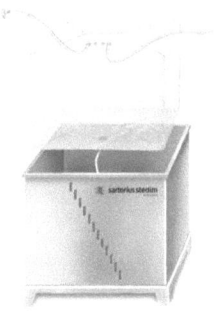

Abb. 8: Flexel® 3D System von Sartorius Stedim Biotech[24]

---

[23]Vgl.: Sartorius: Flexboy® Standard Bioprocessing Bags. http://www.sartorius-stedim.com/ fileadmin/sartorius_pdf/stedim/stedim/85030-533-49_SPL2003-e07061.pdf. [Stand 08.04.2008].

[24] Sartorius: Flexel® 3D System. http://www.sartorius-stedim.com/index.php?id=7185.

5. Abfüllung

Allen Abfüllungsvarianten die bei Antikörpern zur Auswahl stehen ist ein aseptischer Abfüllprozess gemein. Aseptische Bedingungen sind bei sämtlichen pharmazeutischen Produkten notwendig, bei denen eine terminale Sterilisation z.b. in Heißdampfautoklaven aus Gründen der Produktstabilität nicht möglich ist.

Es können drei Konzepte für aseptische Abfülllinien unterschieden werden:

- Das klassische Reinraumkonzept
- Die Isolatortechnik
- (closed) Restricted Access Barrier System [(c)RABS]

Während beim klassischen Reinraumkonzept, wie der Name schon sagt, der gesamte Raum unter Klasse A Bedingungen gehalten wird, wird bei der Isolatortechnik der zu kontrollierende Herstellbereich auf ein Minimum reduziert, indem die Abfülllinie vollständig verhaust ist (siehe Abb. 9). Je geringer das Raumvolumen ist für welches die höchsten Reinheitsanforderungen erfüllt sein müssen, umso einfacher, reproduzierbarer und natürlich auch wirtschaftlicher ist die Qualität zu erreichen. Die Mitarbeiter sind räumlich von der Abfüllmaschine getrennt und bedienen diese nur über spezielle in die Barriere eingebaute Handschuhe.

[Stand 08.04.2008].

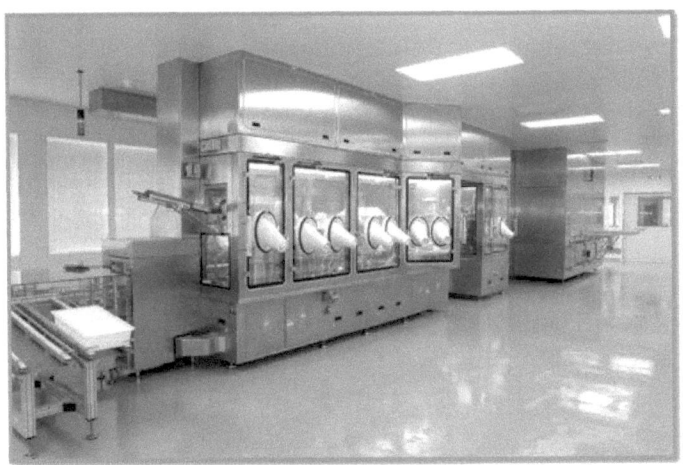

Abb. 9: Abfülllinie für Spritzen in Isolatortechnik[25]

Die RABS-Technologie unterscheidet sich von der Isolatortechnik nur insofern, als ein Isolator ein in sich geschlossenes System ist und auch die Luft über entsprechende Filter im Kreis geführt wird. Beim RABS-System hingegen wird die Luft ebenfalls über Filter von oben als laminarer Strom in die Abfüllkabine eingebracht, allerdings nicht zurückgeführt, sondern entweicht auf der Unterseite der Umhausung in den umliegenden Raum.

Die cRABS-Technologie liegt zwischen einem RABS und einem echten Isolator. Hier wird die Luft ebenfalls nicht rückgeführt, das System ist allerdings soweit geschlossen, dass es mit Wasserstoffperoxid (H_2O_2) sterilisiert werden kann.

[25] Solvay Injectables: Syinge Filling. http://www.solvay-injectables.com/syringefilling/ 0,,37080-2-0,00.htm. [Stand 13.04.2008].

5.1. Transfersysteme in den aseptischen Abfüllbereich

Besonderes Augenmerk muss darauf gelegt werden, beim Einbringen von Formatteilen für die Abfüllung bzw. des Produktes in den aseptischen Abfüllbereich, diesen nicht zu kontaminieren. Im Falle eines Reinraumkonzeptes erfolgt die Einbringung über Schleusen mit entsprechenden Reinigungsschritten. Oberflächensterilisation kann entweder über Sprühdesinfektion mit z.b. Wasserstoffperoxid, Natriumhyperchlorit, Alkokol, Formaldehyd oder auch mittels Elektronen-Strahl (e-Beam) erfolgen.[26]

Für Abfülllinien in Isolator- oder cRABS-Technologie können Maschinenteile oder das Produkt über sogenannte α-β-Ports eingebracht werden. Durch ein Doppeltürensystem können Komponenten in den aseptischen Bereich ohne Kontaminationsrisiko eingebracht werden (siehe Abb. 10).

Das DPTE® - System

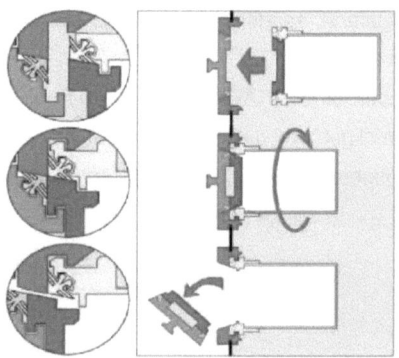

Behälter annähern

Behälter durch 60°- Drehung andocken

Öffnen der Doppeltür

Abb. 10: Aseptischer Transfer von Materialien[27]

Für die Einbringung von Stopfen oder Formatteilen in eine aseptische Vial- oder Fertigspritzenabfüllanlage, wird das Prozedere in Abb. 11 gezeigt. Der Gegenstand, welcher in den Isolator (das RABS) eingebracht werden soll, wird in

[26] Vgl.: USPC Official 12/1/07 – 4/30/08: General Chapters: <1072> Disinfectants and antiseptics.

[27] Vgl.: Wilcke, M. (2007): Produktpräsentation der Fa. Getinge Life Science GmbH. S. 5.

einen Transferbehälter gegeben, dieser wird verschlossen und in einen Autoklaven eingebracht. Über ein Sterilfilter mit einer Porengröße von 0,2 µm kann der Dampf in den Transferbehälter eindringen und somit dessen Innenraum sterilisieren. Andererseits hingegen verhindert dieses Filter eine neue Kontamination nachdem das Autoklavenprogramm durchlaufen und der Transferbehälter wieder entnommen wurde. Nun muss nur unmittelbar vor Andocken des Transferbehälters am α-β-Port der Abfüllanlage eine Oberflächensterilisation durch Besprühen mit Desinfektionslösung durchgeführt werden. Die Doppeltüre kann über Eingriffhandschuhe im Isolator geöffnet und der Gegenstand entnommen werden. Nach Verschließen der Doppeltüre kann der Transferbehälter vom Isolator getrennt werden. Durch mechanische Sperrvorrichtungen ist ein Entfernen des Transferbehälters bei geöffneter Doppeltüre unmöglich. Je nach Art des zu transferierenden Objektes können unterschiedliche Einsätze in die Transferbehälter gegeben werden, um eine optimale Sterilisation zu erzielen.[28]

Bei ausreichend kleiner Chargengröße, wenn z.B. Transportbeutel, wie in Abb.7 gezeigt, zum Einsatz kommen, ist es unter Umständen möglich diese direkt in den aseptischen Abfüllbereich einzubringen und dort über die Konnektoren mit den Abfüllpumpen zu verbinden. Beim Einbringen von Antikörperlösung in den Abfüllbereich, muss natürlich auf die Autoklavierung verzichtet werden. Der Beutel wird oberflächengereinigt und sprühsterilisiert, (der Inhalt des Beutels kommt aus einem aseptischen Prozess und ist bereits steril), in einen ebenfalls gereinigten Transferbehälter gegeben und direkt in den Isolator oder das RABS eingebracht.

---

[28] Vgl.: Wilcke, M. (2007): Produktpräsentation der Fa. Getinge Life Science GmbH. S. 1-33.

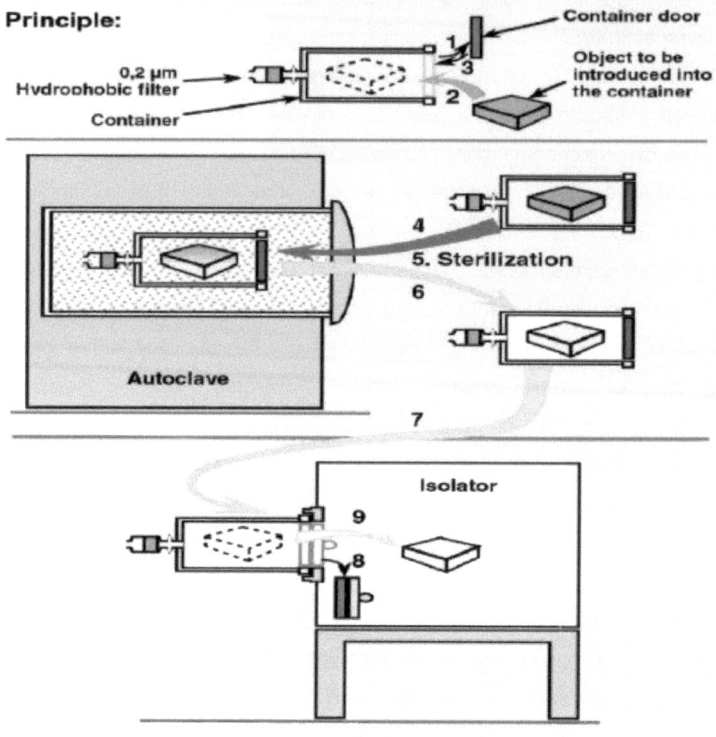

Abb. 11: Einbringen von Komponenten in den aseptischen Abfüllbereich[29]

Wenn aus platztechnischen Gründen innerhalb des aseptischen Bereiches oder wegen zu großer Lösungsmengen ein direktes Einbringen nicht möglich ist, gibt es passende Ports für aseptische Verbindung zwischen Kessel und Abfülllinie (siehe Abb. 12). Wenn ein Transferkessel für den Transport der Antikörperlösung verwendet wurde, kann dieser genauso über diese Ports angekoppelt werden.

---

[29] Vgl.: Wilcke, M. (2007): Produktpräsentation der Fa. Getinge Life Science GmbH. S. 23.

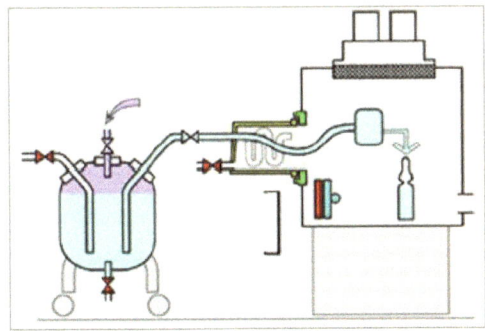

Abb. 12: Aseptischer Transfer von Flüssigkeiten[30]

5.2. Risiken bei der Abfüllung

In diesem Kapitel werden verschiedene potentiell negative Einflussfaktoren für Antikörper bei der Abfüllung aufgezeigt. Von einem Einflussfaktor ausgehend werden gegebenenfalls unterschiedlichen Ausprägungen je nach Abfülltechnologie und/oder Primärpackmittel erörtert.

5.2.1. Das Pumpensystem

Unabhängig in welches Primärpackmittel gefüllt werden soll, stehen verschiedene Dosiersysteme zur Verfügung. Die Dosierung kann entweder über Zeit-Druck-systeme, Masse-Durchflussmessystem, Kolbenpumpen mit Drehventil oder über Drehkolbenpumpen erfolgen. Wegen ihrer Flexibilität und der hohen Dosiergenauigkeit sind Drehkolbenpumpen weit verbreitet.[31]

Da Antikörperpräparate einerseits sehr hochpreisige Produkte sind und andererseits nur geringe Füllmengen von teilweise nur 100µL gefordert sind, kommt der Auswahl des geeigneten Pumpensystems entsprechende Relevanz zu.

---

[30] Vgl.: Wilcke, M. (2007): Produktpräsentation der Fa. Getinge Life Science GmbH. S. 33.

[31] Vgl.: Kugler: Dossiersysteme. http://www.optima-packaging-group.de/kugler/de/produkte/ dosiersysteme.php4?UID=0b32af9232f21f51691875cb2f255768&UID=0b32af9232f21f51691875cb 2f255768. [Stand 13.04.2008].

Egal welches Pumpsystem zur Abfüllung eingesetzt werden soll, auftretende Scherkräfte und andere mechanische Belastungen der Lösung sollten im Vorfeld mit den Lieferanten der Pumpensysteme diskutiert werden. Gegebenenfalls empfiehlt es sich, diese Stresssituation für die Lösung auch physisch zu überprüfen, indem das Produkt über längere Zeit im Kreis gepumpt wird und im Anschluss einer Qualitätskontrolle unterzogen wird. Wichtigster Bestandteil dieser Kontrolle ist die Bestimmung der biologischen Aktivität des Antikörpers.[32]

5.2.2. Vakuum und Begasung

Wie schon im Kapitel 1.1.3. angesprochen, neigen Lösungen mit Antikörpern dazu leicht zu schäumen. Diese Tatsache muss bei der richtigen Einstellung der Schutzbegasung während der Abfüllung beachtet werden. Es gilt ein Optimum zu finden, in dem das Produkt mit ausreichend Schutzgas versorgt ist, ein Aufschäumen der Lösung jedoch verhindert wird. Eine der Schwierigkeiten dabei ist, eine wirtschaftlich akzeptable Abfüllgeschwindigkeit einhalten zu können.

Ebenfalls im Schaumverhalten von Proteinen begründet ist die Empfehlung, soweit als möglich auf Vakuum zu verzichten. Gerade bei kleinvolumigen Gebinden, wie sie für Antikörperpräparate verwendet werden, wirkt sich das Evakuieren besonders stark auf das Produkt aus. Bei Fertigspritzen sollte daher auf Vakuumsetzen des Stopfens verzichtet werden und dieser mittels Setzrohr in die richtige Position gebracht werden.[33]

5.2.3. Schläuche

Für alle Schläuche der Abfüllmaschine, welche produktberührend sind, gelten selbstverständlich die gleichen Überlegungen, wie sie auch für Primärpackmittel oder Transportgebinde bereits angestellt wurden. Eine praktische Überprüfung der

---

[32] Interview: Reichl, Herwig. Geschäftsführer der Hämosan Life Science GmbH. am 19.02.2008.

[33] Interview: Reichl, Herwig. Geschäftsführer der Hämosan Life Science GmbH. am 19.02.2008.

Kompatibilität der Abfüllschläuche mit dem Produkt ist für jeden individuellen Fall zu empfehlen. Auch hier gilt es, in engerer Zusammenarbeit mit dem Entwicklungsteam des Zulassungsinhabers optimale Konstellationen zu finden.

6. Überverpackung

Die Verpackung von pharmazeutischen Produkten wird in unterschiedliche Kategorien unterteilt. Im Kapitel 3 wurde bereits auf die produktberührende Verpackung eingegangen. Bei weiterer Überverpackung wird zwischen kritischer Sekundärverpackung und Sekundärverpackung unterschieden. Kritische Sekundärverpackung hat keinen direkten Kontakt mit dem Arzneimittel, beeinflusst aber die Qualität über die Laufzeit des Produktes. Als Beispiel seien hier Barriereeigenschaften der Verpackung gegenüber Sauerstoff, Feuchtigkeit oder Licht erwähnt. Als kritische Sekundärverpackungen werden entweder Überbeutel oder Blister aus Verbundfolien mit den entsprechenden Eigenschaften eingesetzt. Sehr gute Barriereeigenschaften zeigen Aluminiumverbundfolien, die allerdings Einschränkungen in der Verarbeitung (z.B. Tiefziehen) unterliegen und deshalb eher als Beutelmaterial Verwendung finden. Für die Herstellung von Blistern mit Barriereeigenschaften werden beispielsweise Verbundfolien aus Polyvinylchlorid (PVC), Polyethylentherephthalat (PET) oder Polypropylen (PP) mit Ethylen-Vinyl-Alkohol-Copolymer (EVOH) oder Polyvinylidenchlorid (PVdC) als Barriere-schichten verwendet.[34]

Die Sekundärverpackung enthält entweder eine oder mehrere Primärpackungen und dient als Schutz des Primärpackmittels gegen mechanische Einflüsse. Als meistverwendetes Sekundärpackmittel wird der Faltkarton eingesetzt. Gerade bei kleinvolumigen Arzneimitteln, wie Antikörperpräparaten, werden zumeist mehrere Gebinde in Trays zusammen verpackt. Die wichtigste Aufgabe ist allerdings eine ansprechende Präsentation des Produktes am Markt. Bei der Gestaltung der Sekundärpackmittel sind also Designer gefordert die „corporate identity" des Zulassungsinhabers erfolgreich umzusetzen.

---

[34] USPC Official 5/1/08 – 7/31/08: General Chapters <1177> Good packaging practice

7. Conclusio

Antikörperlösungen sind komplexe pharmazeutische Produkte, welche eine Herausforderung beim Transfer vom biotechnologischen Hersteller des Antikörpers zum pharmazeutischen Abfüller darstellen. Die erste Schwierigkeit für den Projektpartner, welcher den Antikörper übernehmen soll, ist ausreichend Wissen über das Produkt aufzubauen. Auf Grund des sehr spezifischen chemischen und physikalischen Verhaltens von Immunglobulinen sind allgemeine Erfahrungen bzw. Erfahrungen aus anderen Projekten, zwar Voraussetzung für ein erfolgreiches Transferprojekt, aber kein alleiniger Erfolgsgarant. Nur wenn Erfahrungen mit dem Antikörper und Daten aus Entwicklungs- und Formulierungsversuchen ausgetauscht werden, ist eine schnelle und erfolgreiche Projektabwicklung möglich.

Primärpackmittel, Möglichkeiten eines stabilen Transportes des Antikörper-präparates bzw. einer Vorstufe des pharmazeutischen Produktes und über Materialien, die mit dem Immunglobulin kompatibel sind, müssen definiert werden. Bei sämtlichen Änderungen an kritischen Komponenten oder Prozessschritten müssen Tests am Produkt durchgeführt werden, weil für die Stabilität und Kompatibilität von Antikörpern kaum theoretische Modelle bestehen.

8. Literaturverzeichnis

Bücher (inkl. Zeitschriften):

Alberstetter, Jochen / Roth, Claudia: Pharm. Ind. 65 Nr.9a.

FDA, Guidance of Industry (2002): Container Closure Systems for Packaging Human Drugs and Biologics.

Gerresheimer, Ihr Partner (2004): Pharmaverpackung. PRM_06/2004_214.41.

Heiss, Markus M. (2006): Trifunktionale Antikörper besitzen das Potential eines Tumorimpfstoffes. In: Journal Onkologie. Jahrgang 2006. Heft 04.

Lehninger, Albert L. (1985): Grundkurs Biochemie. 2. verbesserte Auflage. Berlin / New York: de Gruyter.

Rassow, Joachim / Hauser, Karin / Netzker, Roland / Deutzmann, Rainer (2006): Biochemie. Reihenherausgeber Bob, Alexander / Bob, Konstantin. Stuttgart: Thieme.

USPC Official 12/1/07 – 4/30/08: General Chapters.

USPC Official 5/1/08 – 7/31/08: General Chapters

Zimmer, Andreas (2003): Galenische Formulierung rekombinanter Wirkstoffe. In: Pharm. Unserer Zeit. 32. Jahrgang 2003. Nr. 5.

Internetquellen:

Delhey, Ulrich (2005). Interpack 2005. http://www.plasmatreat.de/news/04_ampullen_verschliessen.html. [Stand 11.03.2008].

Focus on details. http://www.rota.de/deutsch/index.htm. [Stand 11.04.2008].

Fresenius Biotech (2006): Zielgerichtete Tumortherapie mit trifunktionalen Antikörpern. http://www.fresenius.de/internet/fag/de/faginpub.nsf/ Attachments ByTitle/Pressemappe+ASCO+2007+Hintergrund+Trifunktionaler+Antik%C3%B6rp er+d/$FILE/Trifunktionale+Antik%C3%B6rper+Brosch%C3%BCre_6-07.pdf. [Stand 21.01.2008].

Helvoet Pharma: Siliconization. http://www.helvoetpharma.com/en/?n=3&e= 99&s=102. [Stand 31.03.2008].

Klaffke, Oliver: http//www.interpharma.ch/de/doc/Boom_der_Antikörper_ Medikamente.doc. [Stand 31.03.2008].

Kugler: Dossiersysteme. http://www.optima-packaging-group.de/kugler/de/ produkte/dosiersysteme.php4?UID=0b32af9232f21f51691875cb2f255768&UID=0 b32af9232f21f51691875cb2f255768. [Stand 13.04.2008].

Optima Packaging Group: http://www.optima-packaging-group.de [Stand 13.04.2008].

Solvay Injectables: Syinge Filling. http://www.solvay-injectables.com/syringefilling/ 0,,37080-2-0,00.htm. [Stand 13.04.2008].

VacTester XK Vacuum Measurement Systems. http://www.cellon.lu/vactester/ vactester.htm [Stand 08.04.2008].

(WO/2007/137890) METHOD AND DEVICE FOR TREATING THE SURFACES OF CONTAINERS AND OBJECTS: http://www.wipo.int/pctdb/fr/ia.jsp?ia= EP2007%2F052886&IA=EP2007%2F052886&DISPLAY=STATUS. [Stand 11.03.2008]

Sonstige Quellen:

Reichl, Herwig: Geschäftsführer der Hämosan Life Science GmbH, persönliches Interview am 19.02.2008

Roth, Claudia (2006): Vom Scale-up bis zur Marktware, mit dem richtigen Partner zum Erfolg. Vortrag am BioTOP-Forum.

Wilcke, M. (2007): Produktpräsentation der Fa. Getinge Life Science GmbH.

BEI GRIN MACHT SICH IHR WISSEN BEZAHLT

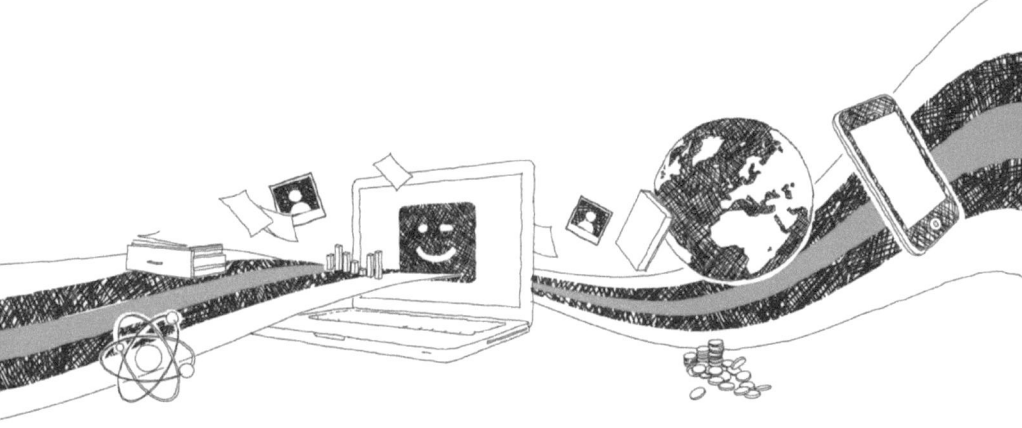

- Wir veröffentlichen Ihre Hausarbeit, Bachelor- und Masterarbeit

- Ihr eigenes eBook und Buch - weltweit in allen wichtigen Shops

- Verdienen Sie an jedem Verkauf

Jetzt bei www.GRIN.com hochladen und kostenlos publizieren

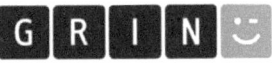